Nombre del Niño/a ______________________ Sexo ______________

Fecha de nacimiento ______________________ Fecha de hoy ______________

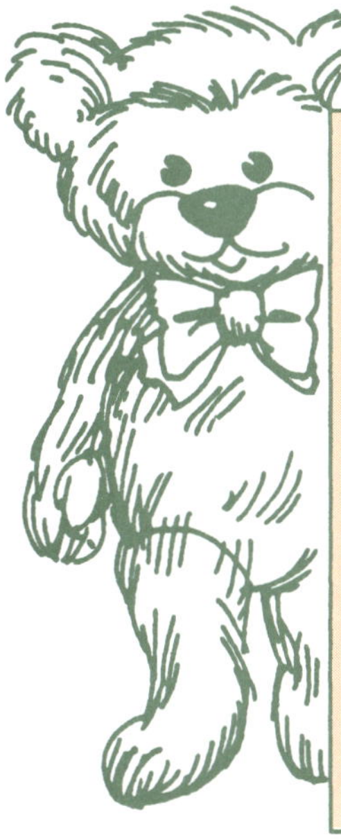

MACARTHUR INVENTARIO DEL DESARROLLO DE HABILIDADES COMUNICATIVAS

PRIMERA PALABRAS Y GESTOS
(Inventario I)

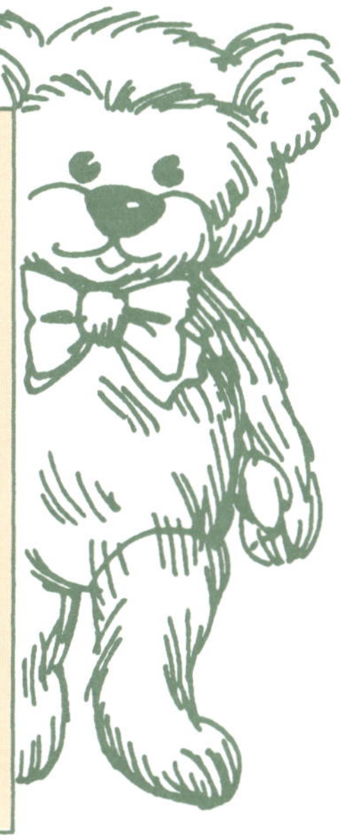

Donna Jackson - Maldonado, Ph.D.,
Elizabeth Bates, Ph.D. y Donna J. Thal, Ph.D.

Distributed by Paul H. Brookes Publishing Co., Inc. 1-800-638-3775; 410-337-9580
www.brookespublishing.com

I. PRIMERA PARTE: PRIMERAS PALABRAS

A. COMPRENSIÓN TEMPRANA

Antes de que un niño empiece a decir sus primeras palabras, parece entender el lenguaje. Eso lo sabemos porque responde a palabras y frases. ¿Su hijo hace alguna de las siguientes cosas?

	sí	no
1. ¿Responde o voltea cuando se le llama por su nombre?	○	○
2. ¿Deja de hacer lo que está haciendo (aunque sea por un momento) cuando se le dice "no"?	○	○
3. ¿Busca a su alrededor cuando escucha que alguien llaman a su papá o a su mamá?	○	○

B. COMPRENSIÓN DE LAS PRIMERAS FRASES

En la lista que viene a continuación, por favor, rellene el círculo que corresponda a las frases que su hijo comprende.

	comprende		comprende		comprende		comprende
abre la boca	○	dónde está el guaguá	○	no toques eso	○	¿te cambio el pañal?	○
adiós	○	estate quieto	○	párate	○	¿tienes hambre?	○
a dormir/hacer la meme	○	hazme ojitos	○	¿quieres leche?	○	tráeme eso	○
aviéntala/lo	○	mira	○	¿quieres más?	○	vámonos	○
bravo	○	muy bien	○	sácalo	○	ven	○
cuidado	○	no	○	siéntate	○	ya	○
dame/dale	○	no te muevas	○	silencio	○	ya llegó papá/mamá	○

C. MANERAS DE HABLAR

	todavía no	de vez en cuando	muchas veces
1. Algunos niños repiten las cosas que escuchan. A veces repiten parte de una frase, por ejemplo, si oyen "el coche de papá" dicen, "papá" o "coche". Otras veces pueden repetir una palabra nueva para ellos. ¿Con qué frecuencia cree usted que su hijo imite palabras o partes de frases?	○	○	○
2. Algunos niños nombran las cosas que ven. Se pasean por la casa y al ver objetos o personas, dicen sus nombres. ¿Con qué frecuencia cree usted que su hijo haga esto?	○	○	○

D. LISTA DE VOCABULARIO

A continuación encontrará una lista de palabras frecuentes en el vocabulario de los niños pequeños. Si su hijo ya comprende, pero no dice las palabras, rellene el círculo de la palabra correspondiente en la columna que dice "comprende". Si su hijo dice palabras de la lista aunque de manera distinta (por ejemplo, "bobo" por osos o "ba" por pelota) o con diferente pronunciación (por ejemplo, "tete" por leche), o si su hijo dice otra palabra que se usa en su familia y que significa lo mismo que la que viene en el cuestionario, (por ejemplo, si dice "coca" en vez de "refresco", o "super" en vez de "tienda", o "kleenex" en vez de "pañuelo"), rellene el círculo de la palabra correspondiente en la columna "comprende y dice". Recuerde que esta lista incluye las palabras que muchos niños comprenden o pueden decir. No se preocupe si su hijo no comprende o no dice todas las palabras.

1. SONIDOS DE COSAS Y ANIMALES

	comp.	comp. y dice		comp.	comp. y dice		comp.	comp. y dice		comp.	comp. y dice
am!	○	○	cuacuá	○	○	muu	○	○	quiquiriquí	○	○
ay!	○	○	guaguá	○	○	pípí (coche)	○	○	tutú	○	○
bee/mee	○	○	miau	○	○	pum	○	○	pío pío	○	○

2. ANIMALES (DE VERDAD Y DE JUGUETE)

	comp.	comp. y dice		comp.	comp. y dice		comp.	comp. y dice		comp.	comp. y dice
abeja	○	○	conejo	○	○	lobo	○	○	pingüino	○	○
animal	○	○	elefante	○	○	mariposa	○	○	pollito	○	○
araña	○	○	gallina	○	○	mono	○	○	puerco	○	○
ardilla	○	○	gato	○	○	mosca	○	○	rana	○	○
borrego	○	○	guajolote	○	○	oso	○	○	ratón	○	○
búho	○	○	hipopótamo	○	○	pájaro	○	○	tigre	○	○
burro	○	○	hormiga	○	○	pato	○	○	tortuga	○	○
caballo	○	○	jirafa	○	○	perro	○	○	vaca	○	○
cabra	○	○	león	○	○	pescado	○	○	venado	○	○

3. VEHÍCULOS (DE VERDAD Y DE JUGUETE)

	comp.	comp. y dice		comp.	comp. y dice		comp.	comp. y dice
avión	○	○	camión de bomberos	○	○	carro/coche	○	○
barco	○	○	camión/troca	○	○	moto	○	○
bicicleta	○	○	carreola	○	○	tren	○	○

4. ALIMENTOS Y BEBIDAS

	comp.	comp. y dice		comp.	comp. y dice		comp.	comp. y dice		comp.	comp. y dice
agua			dulce			manzana			queso		
arroz			frijoles			naranja			salchicha		
atole			galleta			pan			soda/refresco		
café			helado/nieve			paleta			sopa		
carne			huevo			pastel			tortilla		
cereal			jamón			plátano/banana			uvas		
comida			jugo			pollo					
chile			leche			quesadilla					

5. ROPA

	comp.	comp. y dice		comp.	comp. y dice		comp.	comp. y dice		comp.	comp. y dice
aretes			calzón			pantalón			sombrero		
babero			cierre			pañal			suéter		
botas			collar			pijama			vestido		
botón			falda			playera			zapato		
calcetines			lentes			shorts					

6. PARTES DEL CUERPO

	comp.	comp. y dice		comp.	comp. y dice		comp.	comp. y dice		comp.	comp. y dice
bigote			cara			manos			panza		
boca			chichi/pecho			nariz			pelo		
brazos			dedos			ojos			piernas		
cabeza			dientes			ombligo			pies		
cachete			lengua			orejas			rodillas		

7. JUGUETES

	comp.	comp. y dice		comp.	comp. y dice		comp.	comp. y dice		comp.	comp. y dice
globo/bomba			muñeca			libro			pelota		
juguete			lápiz			osito			tambor		

8. UTENSILIOS DE LA CASA

	comp.	comp. y dice		comp.	comp. y dice		comp.	comp. y dice		comp.	comp. y dice
almohada			cobija			jabón			reloj		
aspiradora			cuadro			luz			taza		
basura			cuchara			llaves			teléfono		
botella/mamila			cuchillo			martillo			tenedor		
bolsa			chupón/chupete			medicina			tijeras		
caja			dinero			papel			toalla		
cepillo			escoba			peine			trapo		
cepillo de dientes			espejo			plato			vaso		
cigarros			fotos			radio			vela		

9. MUEBLES Y CUARTOS

	comp.	comp. y dice		comp.	comp. y dice		comp.	comp. y dice		comp.	comp. y dice
baño			cuarto			mesa			sala		
bacinica			cuna			puerta			silla		
cajón			escalera			refrigerador			sofá		
cama			estufa			recámara			televisión		
cocina			horno			regadera/ducha			tina		
cochera/garaje			lavabo			ropero/closet			ventana		

10. LUGARES Y OBJETOS FUERA DE LA CASA

	comp.	comp. y dice		comp.	comp. y dice		comp.	comp. y dice		comp.	comp. y dice
alberca/piscina			escuela			lluvia			resbaladilla		
árbol			estrella			nieve			sol		
casa			fiesta			nube			techo		
campo			flor			parque			tienda/mercado		
calle			iglesia/templo			piedra			zoológico		
cielo			jardín			planta					
columpio			luna			playa					

11. PERSONAS

Los niños les dicen de manera diferente a sus parientes. A veces le dicen "tía" o "abuela" o en otros casos le dicen por su nombre, o por su nombre de cariño, por ejemplo, "Chacha". Si su hijo hace cualquiera de las dos cosas, le dice "tía" o "Chacha", rellene el círculo de la palabra indicada en la columna correspondiente.

	comp.	comp. y dice		comp.	comp. y dice		comp.	comp. y dice		comp.	comp. y dice
abuela			hermano*			niña			señor		
abuelo			madrina			niño			señora		
bebé			maestra*			padrino			tía*		
familia			mamá/mami			papá/papi			tío*		
hermana*			nana*			persona			(nombre del niño)		

* o el nombre de estas personas

12. RUTINA DIARIA, REGLAS SOCIALES Y JUEGOS

	comp.	comp. y dice		comp.	comp. y dice		comp.	comp. y dice		comp.	comp. y dice
acerrín			cosquillitas			no			sí		
adiós/byebye			gracias			ojitos			tengo manita		
besitos			hacer la meme			por favor			tortillitas		
buenas noches			hola			salud!			uno, dos, tres		
buenos días			manos			shh					

13. ACCIONES Y PROCESOS (VERBOS)

Cuando los niños hablan, por lo general, usan verbos en distintas formas. Por ejemplo, pueden decir "abrir", "abrí", "abre", "está abierto", o "se abrió". Si su hijo comprende o usa alguno de los verbos de la lista en cualquier forma o conjugación, por favor, rellene el círculo de la palabra indicada en la columna correspondiente.

	comp.	comp. y dice		comp.	comp. y dice		comp.	comp. y dice		comp.	comp. y dice
abrir			correr			leer			querer		
acabar (se)			dar			llevar (se)			romper		
apagar			decir			llorar			sacar		
apurar (se)			desayunar			meter (se)			secar (se)		
aventar			dibujar			mirar			sentar (se)		
ayudar			doler			mojar (se)			soplar		
bailar			dormir (se)			morder			subir		
brincar			empujar			parar (se)			tener		
caer (se)			enseñar			pegar (se)			tirar		
caminar			escribir			peinar (se)			tocar		
cantar			esperar (se)			pintar			tomar (se)		
cenar			ir (se)			poder			trabajar		
cerrar			jugar			poner (se)			ver		
comer (se)			lavar (se)			prender					

14. ESTADOS

	comp.	comp. y dice		comp.	comp. y dice
estar			ser		

15. TIEMPO

	comp.	comp. y dice		comp.	comp. y dice		comp.	comp. y dice		comp.	comp. y dice
ahorita/ahora			día			hoy			noche		
ayer			después			mañana			temprano		

16. CUALIDADES Y ATRIBUTOS

Muchas de estas palabras pueden aparecer en masculino, por ejemplo, "bueno", o en femenino "buena". Si su hijo comprende o comprende y dice la palabra en cualquiera de las dos formas, por favor, rellene el círculo de la palabra en la columna correspondiente.

	comp.	comp. y dice		comp.	comp. y dice		comp.	comp. y dice		comp.	comp. y dice
amarillo			enfermo			lleno			suave		
azul			enojado			malo			sueño		
bonita			feo			miedo			sucio		
caliente			frío			nuevo			triste		
cansado			fuchi			oscuro			vacío		
contento			grande			pesado			verde		
cuidado			guapo			poco			viejo		
chico			hambre			rojo					
diferente			igual			roto					
difícil			limpio			sed					

17. PRONOMBRES

Su hijo puede comprender o decir y comprender estas palabras solas, por ejemplo, "ésta" o junto con otra palabra, como "dá<u>melo</u>". Rellene el círculo de la columna correspondiente si su hijo comprende o comprende y dice algunas de las palabras de la lista. Recuerde que no importa si lo dice en forma separada o como parte de otra palabra.

	comp.	comp. y dice		comp.	comp. y dice		comp.	comp. y dice		comp.	comp. y dice
aquel			eso			lo			tú		
aquella			esos			me			tuya		
él			ésta			mía			tuyas		
ella			éstas			mías			tuyo		
ellas			éste			mío			tuyos		
ellos			esto			míos			yo		
esa			éstos			se					
esas			le			su					
ese			les			te					

18. PREGUNTAS

	comp.	comp. y dice		comp.	comp. y dice		comp.	comp. y dice
cómo			dónde está			qué		
cuál			por qué			quién		

19. ARTÍCULOS

	comp.	comp. y dice		comp.	comp. y dice		comp.	comp. y dice		comp.	comp. y dice
el			las			un			unas		
la			los			una			unos		

20. CUANTIFICADORES Y ADVERBIOS

	comp.	comp. y dice		comp.	comp. y dice		comp.	comp. y dice		comp.	comp. y dice
más			nada			otro/otra vez			todo		
mucho			no hay			también			ya		

21. LOCATIVOS

	comp.	comp. y dice		comp.	comp. y dice		comp.	comp. y dice
abajo			ahí			arriba		
adentro			allá/allí			atrás		
afuera			aquí			encima		

22. PREPOSICIONES

	comp.	comp. y dice		comp.	comp. y dice		comp.	comp. y dice
de			en			para		

SEGUNDA PARTE: GESTOS Y ACCIONES

A. PRIMEROS GESTOS

Instrucciones: Cuando un niño pequeño empieza a comunicarse, frecuentemente usa gestos para dar a entender sus necesidades. Por favor, rellene el círculo en la columna correspondiente de los gestos o acciones que su hijo haga en este momento.

	todavía no	de vez en cuando	muchas veces
1. Extiende su brazo para mostrarle algo que tiene en la mano.	○	○	○
2. Trata de alcanzar o darle algún juguete u objeto que tiene en la mano.	○	○	○
3. Señala (con la mano y el dedo índice extendidos) algún objeto o situación.	○	○	○
4. Dice "adiós" con la mano cuando alguien se va sin que se le pida que lo haga.	○	○	○
5. Levanta los brazos para que lo levanten.	○	○	○
6. Hace el gesto de "no" con su cabeza.	○	○	○
7. Hace el gesto de "sí" con su cabeza.	○	○	○
8. Hace el gesto de "shhh" (callar) con su dedo enfrente de la boca.	○	○	○
9. Extiende su mano, a veces acompañado de un gemido u otro sonido para pedir algo.	○	○	○
10. Avienta besitos.	○	○	○
11. Aprieta los labios como manera de decir "mmmm" cuando algo está sabroso.	○	○	○
12. Levanta los hombros y/o extiende sus manos hacia los lados como para decir "dónde está" o "se fue".	○	○	○
13. Llama a alguien con la mano haciendo el gesto de "ven".	○	○	○

B. JUEGOS CON ADULTOS Y RUTINAS

¿Ha visto a su hijo hacer algunas de las siguientes actividades?:	sí	no
1. Juega tortillitas	○	○
2. Hace ojitos	○	○
3. Juega acerrín	○	○
4. Juega pon pon tata	○	○
5. Juega a esconderse o a corretearse	○	○
6. Juega a las cosquillitas	○	○
7. Hace sana sana	○	○
8. Baila	○	○

C. ACCIONES CON OBJETOS

¿Su hijo trata de hacer o hace algunas de las siguientes actividades?:	sí	no
1. Come con la cuchara o el tenedor	○	○
2. Toma algún líquido de una taza	○	○
3. Se peina o se cepilla el pelo	○	○
4. Se lava los dientes	○	○
5. Se seca la cara con una toalla	○	○
6. Se pone un sombrero	○	○
7. Se pone un zapato o calcetín	○	○
8. Se pone un collar, pulsera, reloj, etc.	○	○
9. Sopla o sacude la mano para indicar que algo está caliente	○	○
10. Hace que "vuele" un avión	○	○
11. Se hace el dormido	○	○
12. Se pone el teléfono en la oreja	○	○
13. Huele flores	○	○
14. Empuja un carro o un camión	○	○
15. Avienta una pelota	○	○

D. JUGAR A SER ADULTO

Muchas veces, los niños juegan con sus muñecos a hacer cosas que hacen los adultos. Si ha visto a su hijo hacer algunas de las siguientes actividades, por favor indíquelo.

	sí	no
1. Acostarlo	○	○
2. Taparlo con la cobija	○	○
3. Darle su botella	○	○
4. Darle de comer con una cuchara	○	○
5. Peinarlo	○	○
6. Sacarle el aire con palmaditas en la espalda	○	○
7. Empujarlo en un carrito	○	○
8. Mecerlo o arrullarlo	○	○
9. Darle besitos	○	○
10. Tratar de vestirlo	○	○
11. Limpiarle la cara	○	○
12. Hablarle	○	○
13. Tratar de ponerle un pañal	○	○

E. IMITACIÓN DE OTROS TIPOS DE ACTIVIDADES DE ADULTOS (puede o no usar el objeto o juguete real)		
¿Su hijo hace o ha tratado de hacer algunas de las siguientes actividades?	sí	no
1. Barre o trapea	◯	◯
2. Trata de meter la llave en la puerta	◯	◯
3. Pega con un martillo	◯	◯
4. Reza y/o se persigna	◯	◯
5. Trata de escribir a máquina	◯	◯
6. Juega a que está leyendo	◯	◯
7. Fuma un cigarro	◯	◯
8. Le echa agua a las plantas	◯	◯
9. Trata de tocar un instrumento musical (guitarra, tambor, etc.)	◯	◯
10. Juega a manejar el coche	◯	◯
11. Lava los platos	◯	◯
12. Sacude	◯	◯
13. Trata de escribir con un lápiz o una pluma	◯	◯
14. Trata de hacer un hoyo	◯	◯
15. Se pone unos lentes	◯	◯

ISBN 1-55766-660-1

90000

9781557666604

·PAUL·H·
BROOKES
PUBLISHING CO®

Post Office Box 10624
Baltimore, Maryland 21285-0624

Printed in the U.S.A.